Hôpital sensible

Collection « Récits & soins »
dirigée par Isabelle Galichon et Jean-Arthur Micoulaud-Franchi

Maison des Sciences de l'Homme
MSH
BORDEAUX

FACTS
arts, sciences & société université de Bordeaux

CHU BDX
CENTRE HOSPITALIER UNIVERSITAIRE BORDEAUX

www.editionsbdl.com
33300 Bordeaux

ISBN : 978-2-38519-067-5

Collectif de soignantes
coordonné par Eduardo Berti

Hôpital sensible

LE BORD DE L'EAU

Présentation du coordinateur

Eduardo Berti est né en Argentine, en 1964. Écrivain de langue espagnole, mais aussi de langue française, il est l'auteur de plusieurs recueils de nouvelles et romans.

Il est traduit en huit langues, notamment en langue française où on peut trouver presque toute son œuvre.

Il est membre de l'Oulipo depuis juin 2014.

Préface

Les textes qui composent ce livre sont issus, sauf quelques exceptions, d'une série d'ateliers d'écriture que j'ai animés entre avril et novembre de 2023 à Bordeaux, à l'invitation de la chaire de Médecine narrative qui associe l'université et le CHU de la ville.

Début 2023, quelques mois après la sortie de l'édition de poche de mon livre *Une présence idéale* (éditions La Contre Allée, 2022), Isabelle Galichon et Jean-Arthur Micoulaud-Franchi m'ont invité à parler de ce roman, dans lequel je raconte le quotidien des soignants (surtout des soignantes) d'une unité de soins palliatifs : unité directement inspirée de celle du CHU de Rouen où j'ai passé plusieurs mois en 2015 lors d'une résidence.

À la fin de cette présentation, j'ai dit à Isabelle que je nourrissais un rêve : celui d'inviter un groupe de soignants de toute sorte (pas uniquement des soins palliatifs) à écrire une série de textes sur leur expérience dans le monde de la santé.

À ma grande joie, la chaire de Médecine narrative s'est montrée enthousiaste. Et nous avons lancé une invitation, avec le soutien et la belle complicité du CHU de Bordeaux et de FACTS le festival arts, sciences et société de l'université de Bordeaux.

Quelques semaines plus tard, se constituait déjà le groupe d'écriture de ce projet qu'Isabelle et Jean Arthur ont appelé « Hôpital sensible » parce que, selon Isabelle, « si l'expérience de l'hôpital est souvent une expérience liée à la souffrance, à toutes sortes de souffrances, le lieu "Hôpital" est marqué plus largement par des histoires qui tissent une expérience sensible en partage et qui renouvellent notre regard sur ce lieu qui se tient à distance ». À travers le projet « Hôpital sensible » il s'agit donc d'aller à la recherche de ces histoires, de les rendre audibles et de faire ainsi de ce lieu, je cite de nouveau Isabelle, « un lieu-soignant et pas simplement un lieu de soins ».

Tous les ateliers se sont tenus dans une salle mise à disposition par l'hôpital Xavier Arnozan, dans le cadre de l'Institut de médecine intégrative et complémentaire du CHU. Chaque séance d'atelier s'est déroulée, grosso modo, en trois étapes :

Première phase, une proposition d'écriture de ma part, parfois basée sur un sujet, une forme ou un texte littéraire. Par exemple : raconter comment et pourquoi vous êtes arrivés à travailler dans le monde de la santé ; se souvenir d'un personnage « inoubliable » que l'on a rencontré (un patient, par exemple) afin de le décrire ou d'évoquer un épisode plus ou moins extraordinaire…

Deuxième phase : un temps d'écriture sur place. Une heure, voire une heure et demie dans certains cas, afin d'aboutir à une première mouture. Dans cette phase, il fallait voir tout le groupe disposé en cercle autour d'une grande table ; parfois, au milieu du silence, il me semblait entendre le bourdonnement de la création.

Troisième et dernière phase : la restitution. Lecture à haute voix des textes; commentaires, réactions, échanges. Et aussi quelques propositions afin de poursuivre le travail autour de la première version.

***

Le groupe était entièrement composé de femmes. C'est quelque chose de fréquent dans les ateliers d'écriture. J'ose dire, au risque de généraliser, que les hommes semblent préférer des ateliers ou des formations « pratiques », en lien avec une certaine notion de « rentabilité ».

Le groupe a affiché un mélange très attractif d'homogénéité et d'hétérogénéité. Essentiellement des soignantes, en effet, mais avec des parcours et des fonctions très variées.

Charlotte Bonnefon, auteure, interroge les liens entre l'écologie et le soin et travaille, dans le cadre de ses recherches à Aix-Marseille et Bordeaux, sur les récits des lieux.

Nathalie Diakhate est puéricultrice à l'hôpital des enfants de Bordeaux.

Emmanuelle Dissoubray, cardiologue, est aussi enseignante en méditation de pleine conscience.

Véronique Flurin est pédiatre au CHU de Bordeaux.

Natividad Garrido Rodríguez, chercheuse postdoctorale du programme « Catalina Ruiz » s'intéresse aux questions liées à l'éthique, à la politique, à l'histoire et à la méthodologie de la médecine narrative.

Noëlle Garnerone est infirmière et travaille dans l'unité d'accompagnement et de soins palliatifs du CHU de Bordeaux depuis treize ans.

Laurence Joly est pédiatre-néonatologiste au CHU de Bordeaux.

Myriam Mercier est infirmière formatrice pour adulte, spécialisée dans l'accompagnement aux deuils.

Quant à Mériem Sinaceur, elle est médecin anesthésiste-réanimatrice au CHU de Bordeaux.

***

Une partie des intervenantes avait déjà participé aux ateliers de médecine narrative qu'Isabelle Galichon a mis en place depuis 2021 au CHU. En 2022, des ateliers ont été organisés plus régulièrement, tous les mois, en collaboration avec Mériem Sinaceur ; les soignants et plus largement les personnels hospitaliers sont invités à lire, écrire et partager leur texte en petit groupe. Par ce travail en atelier, la médecine narrative cherche à accompagner les personnels de santé dans les épreuves qu'ils traversent et à forger, peu à peu, par la lecture, l'écriture, une attention plus grande aux récits qui font l'hôpital et la relation de soin.

J'ai vite compris que les soignantes qui venaient de ce parcours avaient non seulement une autre expérience d'écriture, mais aussi une vision particulière de leur métier. J'ai l'habitude de dire que j'apprends énormément grâce aux ateliers d'écriture que j'anime. Dans le cas de celui-ci en particulier, j'ai eu la chance de découvrir d'autres approches du rapport soignant/patient.

Comme me l'a indiqué Mériem Sinaceur : « Avec le patient placé au centre de la relation de soin, la médecine (re)devient humaine, les disciplines se complètent les unes les autres, et les pratiques centrées autour du patient permettent une prise en soin holistique et intégrative de la personne soignée, en collaboration avec d'autres intervenants. »

***

Écrire *Une présence idéale* m'a conforté dans l'idée que produire de la fiction est une manière de vivre des « vies possibles ». Parfois, « ces vies possibles » sont à peine différentes de la nôtre, des variations ou des alternatives ; parfois, elles nous font découvrir des univers lointains ou méconnus : d'autres temps, d'autres réalités, d'autres latitudes, d'autres sensibilités.

Il y a presque dix ans, quand j'ai été invité à passer quatre semaines au sein du service de soins palliatifs du CHU de Rouen, tout ce qu'on attendait de moi c'était un texte de quatre ou cinq pages. L'expérience fut si intense, que très vite je me suis trouvé devant plusieurs cahiers remplis de notes et devant la certitude qu'un seul texte ne me permettrait pas de peindre – comme je voulais le faire – la riche complexité du service. J'ai expliqué cela aux organisateurs de la résidence, j'ai ajouté que je commençais à concevoir la forme d'un livre possible autour du service, et alors nous avons décidé, d'un commun accord avec le CHU, de prolonger mon séjour à l'hôpital.

À partir de ce moment, j'ai fait des allers-retours, au lieu d'y rester en continu. Cela pour plusieurs raisons, mais surtout parce que j'avais besoin de prendre du recul de temps en temps, afin de souffler et de renouveler mon regard. Mon contact était surtout avec les soignants. Ils étaient d'accord avec ma présence. Ils savaient que j'allais côtoyer leur travail et semblaient ravis de partager leur quotidien avec moi. Quant aux patients et aux familles des patients, j'ai été en contact seulement avec ceux qui voulaient me voir.

J'ai l'habitude de dire qu'*Une présence idéale* est, malgré son sujet, un livre sur la vie. Un livre qui pose, grosso modo, la question suivante : Quelle est la place de la vie dans un univers où la mort est quotidienne et omniprésente ? De manière semblable, j'ai voulu explorer quelle était la place de la fiction dans le contexte d'un livre où la réalité a un poids si déterminant… Bien entendu, ce poids n'est pas toujours le même au long du livre. Quelques « témoignages » (et je mets le mot entre guillemets) sont presque fidèles à la réalité, sauf que j'ai mélangé dans un seul texte, par exemple, des choses qui m'ont été racontées par plusieurs soignants. D'autres sont des variantes plus ou moins « libres » à partir d'une série d'histoires que j'y ai entendues. Enfin, il y en a d'autres, très fictifs, qui sont nés d'une manière bien différente : j'évoquais devant certains soignants des situations hypothétiques (inventées par moi) afin de voir leurs réactions, afin de connaître ou d'imaginer avec eux les possibles conséquences d'une situation pareille.

Dans tous les cas, au-delà du « degré d'invention », les histoires et les situations que j'ai mises dans mon livre ont été le fruit de cette expérience.

Autrement dit, je n'aurais pas imaginé, ni écrit ces fictions sans mon séjour au CHU.

***

Parler du monde de la santé et, plus précisément, de la vie quotidienne dans un hôpital a représenté pour moi une « vie possible ». Partant du quotidien d'autres individus – je le sais très bien – je me suis plongé dans quelque chose que je qualifierais d'aventure, au sens du voyage et au sens du défi.

Ça ne veut pas dire, bien entendu, qu'il serait facile d'écrire sur ce monde pour ceux qui le connaissent.

L'aventure sera certainement différente dans leur cas, mais elle comportera toujours des défis : comment rendre compte d'un milieu en particulier, comment rendre compte d'une sensibilité individuelle dans le cadre de ce milieu, comment raconter les liens qui le traversent, comment porter un regard sur ce que parfois, à cause de « l'influence anesthésiante de l'habitude » (la formule est de Proust), nous avons tendance à ne plus voir ou à voir, en tout cas, comme une sorte de paysage figé ou de donnée prédéterminée.

Je ne fus pas surpris de voir, dans le cadre des ateliers du projet « Hôpital sensible », que cet outil qu'est le langage écrit (non seulement outil de communication, mais aussi d'étonnement ou de découverte) conduisait à une sorte de « réflexion active ».

Une réflexion ou une série de réflexions à deux niveaux primordiaux : en tant que méditation, en tant que « figure reflétée ».

Dans un texte bien connu (un texte qui parle surtout de l'humour dans la littérature, mais pas uniquement), Luigi Pirandello affirme que dans la conception d'une œuvre artistique « la réflexion est presque une forme de sentiment, comme un miroir dans lequel se regarde le sentiment ». Il précise aussi qu'une œuvre littéraire (ou une œuvre d'art, quel que soit le domaine) est rarement le résultat d'une réflexion hyperconsciente, mais d'une sorte de « réflexion naïve » ; moins une opposition entre « conscience » et « spontanéité » qu'une sorte de troisième voie, un phénomène de dédoublement dans l'acte de conception.

Une personne qui se consacre à l'écriture d'un texte de fiction (ou même d'un texte hybride, qui mélangerait par exemple une dose de fiction avec des souvenirs autobiographiques) ne part jamais d'une idée purement abstraite ; soit le cas des œuvres formalistes ou peu « représentatives », soit le cas de récits qui prennent comme point de départ des épisodes ou des matériaux bien connus pour l'auteur : épisodes ou matériaux auxquels l'auteur aurait déjà beaucoup pensé « dans l'abstrait » et en dehors de l'acte précis et ponctuel de la création.

Il y aura toujours cette composante essentielle de réflexion, de découverte, de pensée qui « se fait », qui éclate au cours du processus d'écriture. Ce moment où l'écriture, les sensations et les idées deviennent une seule et même chose.

***

J'ai demandé à chacune des participantes aux ateliers ce qu'elles cherchaient et ce qu'elles trouvaient dans l'écriture et, plus précisément, dans les rapports entre l'écriture et leur métier.

Charlotte Bonnefon m'a répondu, par exemple, qu'elle envisage les rapports entre le monde de la santé et l'écriture « comme un mouvement dynamique qui nous transforme, un espace et un temps qui interrogent notre relation sensible à la vie et à la mort dans nos pratiques », et que « cet espace de création permet un partage d'expériences, d'humanité où chaque histoire de patient dépasse celle du symptôme et de la maladie, pour être celle d'une rencontre ».

Elles m'ont parlé de « lien émotionnel fort » et de « lien d'espoir » (Emmanuelle Dissoubray), d'une « fonction réflexive et créative très importante » (Natividad Garrido) et d'une manière d'équilibrer les choses dans un monde où « l'économie de mots et les supports informatiques sont devenus limitants, centrés sur les techniques » (Nathalie Diakhate). Elles m'ont parlé aussi d'un « socle commun, point de rencontre, point de partage » car « écrire, c'est laisser une trace aux yeux des autres mais aussi sur son propre miroir ; c'est le chemin (ou un chemin) pour se connaître, se libérer, se battre, désirer, espérer. Une expérience que je souhaite à tous les soignants. À exporter sans doute auprès des patients et des aidants… et peut-être tous réunis » (Véronique Flurin).

Selon Laurence Joly, les métiers du soin de l'hôpital sont le plus souvent perçus, par ceux qui les exercent et par le grand public, comme des métiers de « savoir-faire », d'action, vécus souvent dans l'urgence. « Le temps consacré à la réflexion, à la prise de recul, à l'analyse des situations, au vécu émotionnel et psychique ne s'inscrit pas suffisamment dans les organisations de travail. Il n'est pas reconnu, ni valorisé. Il n'est pas ou peu pris. Ce temps, qui est le temps de la pensée, me semble très important et nécessaire. L'écriture le porte, l'inscrit. L'écriture apprend aussi le choix et le poids des mots, ce qui nous aide pour le choix des mots que l'on dit à nos patients et à leurs familles. Ce temps consacré à l'écriture est le temps de la reconnaissance de l'humain au travail. »

« Le quotidien des soignants, comme celui des policiers, des travailleurs sociaux, est souvent de l'ordre de l'indicible », m'a écrit Noëlle Garnerone. « L'écriture permet la juste distance, l'utile recul pour mettre en mots les maux, les peurs, les larmes, les frustrations, mais aussi les lumineux instants de partage, les petites victoires et les beaux souvenirs. »

« En santé comme en maladie, écrire c'est exister », m'a écrit Myriam Mercier. « Peu importe si le récit est donné à lire ou pas, il est d'abord donné à lire à nos âmes. » Et enfin : « Je pense que nos rencontres sensuelles avec le papier et le crayon permettent de dire ce que parfois l'oralité met sous silence. »

***

J'anime des ateliers d'écriture depuis près de trente ans. J'ai commencé à le faire régulièrement à Paris entre la fin de l'année 1999 et le début de l'année 2000, un an après mon installation en France.

Précédemment, lorsque je vivais en Argentine, j'ai eu la chance et le bonheur de faire partie, en tant que participant, de plusieurs ateliers littéraires, dont certains menés par des écrivains très connus dans mon pays natal : Antonio Dal Masetto, Luis Chitarroni.

La tradition des ateliers littéraires a commencé à se développer fortement en Argentine entre la fin des années 1960 et le début des années 1970, grâce à des personnalités comme Nicolás Bratosevich, Noe Jitrik et d'autres. L'un des objectifs de ces ateliers était bien évidemment celui de fournir des moyens pratiques à ceux qui voulaient écrire de la prose ou de la poésie. Des moyens pratiques que l'on ne retrouve pas souvent dans les cursus plutôt théoriques d'une licence de lettres.

Que ce soit en France, en Argentine ou ailleurs dans le monde, nous sommes nombreux à animer des ateliers d'écriture parallèlement à notre métier de création littéraire. Mais je connais aussi un certain nombre d'écrivains qui ne croient pas à l'efficacité et à la nécessité des ateliers. Ou qui relativisent ou minimisent leur intérêt.

Dans une perspective assez romantique (où le mythe de l'« inspiration divine » occupe souvent le devant de la scène), certains estiment que le talent ne peut pas se transmettre par une méthode, et point final. Dans une perspective plus pragmatique, certains admettent que l'atelier permet de former de meilleurs lecteurs et de guider les écrivains potentiels, mais dans une certaine mesure et avec des limites (cette dernière réticence me semble plus légitime).

Je ne vais pas entrer dans la controverse de savoir si l'on peut ou non « apprendre à écrire ». Ou plus exactement, je vais entrer bien peu dans ce débat, le minimum nécessaire, car la réponse me semble évidente : il y a des choses qui ne s'enseignent pas objectivement, mais qui peuvent être stimulées, explorées, interrogées et « désacralisées » (la créativité en général, l'imagination appliquée aux stratégies ou aux formes littéraires) ; il y a, en revanche, des aspects qui peuvent s'enseigner ou se transmettre : techniques, astuces, procédures, manières d'organiser ou de mettre en forme une œuvre.

Il en va de même, d'ailleurs, dans les écoles de musique : l'harmonie, le contrepoint et d'autres « techniques » peuvent être (et sont) enseignés ; il est plus difficile ou plus rare d'enseigner la « mélodie » (qui dépend davantage, on pourrait dire, d'un certain « don naturel »), mais certaines aptitudes à la mélodie peuvent être stimulées et il est fort probable que ces autres aspects (les « non-mélodiques ») finiront par avoir un impact au-delà de leurs domaines strictement spécifiques.

***

Bien entendu, aider ou guider ceux qui rêvent de devenir écrivains (ou qui, du moins, veulent écrire un livre) n'est pas et ne devrait pas être la seule finalité des ateliers d'écriture. Il y a ceux qui prennent des cours de tennis avec le rêve de gagner Roland Garros ou de jouer, plus humblement, dans un tournoi amateur ou semi-professionnel, mais en même temps il y a tous ceux qui le font à la recherche d'un bon moment, d'une expérience vitale. Entre devenir Rafael Nadal ou s'amuser, il existe autant d'options ou de motivations qu'il existe de personnes dans ce monde.

Conscient des nombreux objectifs et enjeux qui peuvent prévaloir au sein d'un atelier d'écriture, depuis le début, même avant la première séance de travail, j'ai annoncé au groupe qu'on imaginait, avec Isabelle et Jean-Arthur, trois types de restitutions pour les textes : (1) une ou plusieurs lectures publiques (la première, avec grand succès, a eu lieu le 16 novembre 2023 au marché des Douves de Bordeaux, avec la mise en voix et la mise en scène de Benoît Richter et dans le cadre du festival FACTS), (2) une série de créations sonores, dont je vais parler ensuite, et (3) un livre : ce livre !

***

Je réalise avec joie que le livre (ce livre) rend compte finalement de cet état « moitié homogène, moitié hétérogène » dont je parlais avant pour décrire le groupe.

Le lecteur y trouvera quelques petites créations en vers, mais surtout des textes en prose.

Le lecteur y trouvera des textes signés, mais aussi des « créations collectives ».

Dans le cas des créations collectives, je me suis permis de faire un montage à partir de certains textes, écrits par les participantes en réponse à quelques démarreurs proposés dans l'atelier (« Si je pouvais ajouter quelque chose à l'hôpital… », « Si je pouvais comparer l'hôpital à quelque chose… », *et cetera*), puis j'ai ajouté à cela quelques phrases proposées par une dizaine de soignants du CHU de Bordeaux que j'ai interviewés parallèlement aux ateliers. Des soignants qui ont accepté de parler avec moi tout en préservant leur anonymat.

***

J'invite le lecteur non seulement à découvrir les pages suivantes, mais à explorer cette « création sonore » ou « podcast » qui résume une partie de ma résidence[1].

Il s'agit de 23 « capsules » sonores dans lesquelles quelques textes de ce livre (pas tous) sont lus par leurs autrices et dans lesquelles on peut découvrir aussi quelques témoignages et quelques réflexions des soignants que j'ai eu le bonheur de rencontrer.

Eduardo Berti
Bordeaux, mars 2024.

1 Vous retrouverez l'intégralité des podcasts ici : <https://linktr.ee/cultureub>. Cf. également au QR code en fin d'ouvrage.

Partager
Tous, ensemble,
Comme un bateau,
Qui, affrontant la houle,
Force.

Main
Soutien, repos,
Partout, encore, toujours,
Ventre, genoux, dos, poitrine,
Bercés.

Bras
Pour accueillir
Tout contre moi
Ces rires, ces pleurs
Partage.

Cœur
Tu bats
Dans sa poitrine
ça le rend vivant
Joie.

Danse
Je revis
Mouvements rythmiques ondulants
Énergie à nouveau circulant.
Joie !

Désert
Chaque pas
Mes empreintes légères
Aux vents se livreront
Renaissance.

Récits
À savourer
Tricoter des recettes
En faire des histoires
Chuchoter.

Écriture
Tu libères.
Ceux qui écrivent
Se relèvent de taire.
Parole !

Le Malade imaginaire

Véronique Flurin

Mon professeur de français en 4e au collège nous avait fait lire et jouer *Le Malade imaginaire.* Les clystères me laissèrent bouche bée de fascination et d'horreur et ce d'autant qu'un pareil outil en étain trônait dans la bibliothèque familiale. Le texte de Molière lui donnait vie !

Les repas de famille animés par ma grand-mère étaient forts en gouailles et en récits de toute sorte sur jambe de bois, vendangeur fidèle, en grande difficulté sur les sols argileux les jours de pluie, sur le chien qui avait mangé l'œil de Suzy, la fille de l'ouvrier agricole, lui déchirant le visage à jamais… Il s'appelait « Loup ». Sur sa propre mère qu'elle avait soignée seule à l'âge de 16 ans jusqu'à la mort, les soldats pendant l'occupation qu'elle avait nourris et dont elle avait pansé les plaies, et cette douleur du creux de l'estomac qui la prenait si souvent, après le repas, brûlante, derrière le sternum. Elle l'appelait amicalement « ma hernie hiatale » en levant les yeux au ciel, en même temps parfois que quelques éructations bien sonores ! Douleur non sans lien avec ces échappements rythmiques récurrents dans lesquels la chamade s'invitait en son cœur rendant, le temps de leur durée, toute autonomie ou conversation inenvisageable.

« Ne t'énerve pas » suggérait mon grand-père, auquel elle répondait dans un patois mitraillé : « Fiche moi la paix, tu n'y comprends rien. » Divers AVC justifiaient son inquiétude et eurent *in fine* raison d'elle. Par le plus grand des hasards, brûlures et arythmies touchèrent un tiers voire la moitié de sa descendance contrairement au plaisir qu'elle avait à la ripaille, qui lui en atteint la totalité.

Du coup, Molière et ma grand-mère m'ont appris à regarder et écouter le corps : le mien bien sûr, celui des autres aussi, à le toucher parfois, à s'en émouvoir, à avoir envie de le réparer, le soulager. L'idée d'une médecine joyeuse et/ou confiante s'est construite petit à petit, au risque de son inefficacité et de quelques désillusions. À l'aube de mon bac, le métier était encore honorable : il rendait service. Le prix à payer était d'y donner son temps. J'étais plutôt d'accord avec cette condition. Il promettait un savoir et une disponibilité à l'autre. Promesse de sens, d'avenir dans la connaissance et d'inclusion dans cette société. De quoi construire une place dans un avenir qui paraissait trop grand à mes yeux de 18 ans ! Inventer son avenir ? Le peut-on vraiment ?

Dans mes rêves identitaires, devenir paysanne, perchée sur mon tracteur ou accroupie au sol, m'aurait bien plu aussi, peut-être même plus. Mais l'exode rural était déjà bien amorcé. Pas très à la mode. On aurait dit alors agricultrice, ou viticultrice… On pouvait faire des études pour cela. Ma mère y tenait.

Paysanne, c'est un métier de la Vie aussi, un métier d'observation et d'accompagnement, où les cycles se succèdent et dessinent le paysage à la faveur de la main de l'homme et de l'état du ciel. Une histoire de collaboration et d'ajustements permanents, de lutte souvent. Comme la Vie et la maladie ou la Mort, les semis, les traitements et les récoltes, le printemps, l'été et l'automne. J'aime l'idée que les paysans, les générations se succédant, façonnent le paysage de leur travail, et en écrivent l'histoire, la page. Tout comme les professionnels de santé, les malades et les maladies écrivent l'histoire du corps humain, singulier et sociétal.

Mais ce métier-là, paysanne, je n'y suis pas arrivée. Je n'ai pas assez travaillé au lycée. L'école d'agriculture ne m'a pas voulu. Alors, allons-y pour médecine. Ce sera formidable. Ce le fut. Ça l'est.

Les débuts

Noëlle Garnerone

— Les débuts ?

— Pourquoi ce choix ? Vocation ?

Est-ce l'influence de ma marraine infirmière qui m'apprenait à lui faire la toilette au lit lorsqu'elle était bloquée par un lumbago ? Ou bien, ai-je voulu suivre le parcours de ma grande sœur adorée, élève infirmière ?

D'aussi loin que je me souvienne, j'ai toujours voulu être infirmière…

Je ne parlerais pas de choix, plutôt d'une évidence… un chemin tout tracé… où mes pas se sont emboîtés tout naturellement et facilement…

Lorsque j'avais 7 ou 8 ans, ma grand-mère paternelle, une femme de 84 ans, austère, sévère et jamais malade, est tombée ! Et ne s'est jamais relevée.

Mes parents l'ont accueillie chez nous et maman a pris soin d'elle jusqu'à son décès.

Je me souviens des perfusions posées par l'infirmière du village voisin.

La chambre était au rez-de-chaussée, au bout du couloir, et ma grand-mère avait à disposition une clochette pour appeler en cas de besoin.

Et puis un jour, la clochette n'a plus tinté.

Les pas sont devenus plus feutrés, les adultes ont chuchoté… Le temps s'est suspendu.

C'est à ce moment que j'ai découvert cette atmosphère très particulière qui précède le dernier souffle. Comme si, dans ces instants, chacun hésitait entre vivre encore plus intensément ou se mettre en arrêt, peut-être par solidarité ?

Je me souviens du son de sa respiration qui nous accompagnait pour nous permettre d'intégrer l'inéluctable.

Je repense parfois à cet épisode intense de notre vie familiale.

Il me reste beaucoup d'admiration et de gratitude pour mes parents.

De l'admiration pour les soins apportés par ma mère à sa belle-mère. Elle n'a jamais envisagé qu'il en soit autrement.

De la gratitude envers mes deux parents pour nous avoir inclus dans cette histoire, pour n'avoir, à aucun moment, essayé de nous en éloigner.

De la gratitude pour la confiance qu'ils ont eue en nous, en moi.

De la gratitude pour nous avoir fait découvrir l'histoire de la vie… Et de la finitude…

Ce choix

Laurence Joly

À l'heure de mon orientation, pendant mon année de terminale, que de perplexité !

Issue d'une filière scientifique, je n'en aimais pas moins les lettres et les sciences humaines.

Le droit et l'école de la magistrature ? L'histoire et l'école du Louvre ? Les classes préparatoires scientifiques, littéraires ? Les études de médecine ?

Une graphologue, amie de ma mère, s'est même penchée sur mon cas, histoire de lire entre les lignes…

J'ai fait acte de candidature sans relâche, tous azimuts, repoussant autant que faire se peut le moment de mon choix.

Les études de médecine ont finalement eu ma préférence, sans que je puisse l'expliquer.

Un jour, le souvenir de mon passage dans le service des urgences de l'hôpital des enfants, à l'adolescence, m'est réapparu comme un événement marquant.

Je n'ai pas oublié. Il faisait beau. Le soleil baignait la salle d'attente. J'étais là pour une affaire d'entorse de cheville un peu cognée. Rien de grave en somme. Le sentiment d'une équipe soudée, la bonne humeur des infirmières, les jeunes internes impressionnants par leurs compétences. Je me suis sentie en sécurité, dans un environnement presque familier. Je crois bien que je m'étais dit : « J'aimerais bien faire ça plus tard. »

Depuis, j'ai cherché ce qui m'avait emmenée vers ce choix. J'ai d'autres pistes…

Je n'ai jamais eu aucune hésitation concernant la pédiatrie et le service public.

C'est un métier que j'aime et que j'exerce depuis longtemps maintenant. Je n'ai pas mis de côté mes autres centres d'intérêt. J'ai imaginé de temps à autre aller vers d'autres horizons. Mon mode d'exercice m'a permis d'avoir plusieurs vies. Et ce n'est pas fini…

Mais surtout, sans aucune préméditation, j'ai été médecin, chef de service, dans l'équipe des urgences pédiatriques de l'hôpital des enfants où j'étais venue quelques années plus tôt, rêvant d'y exercer plus tard. C'était écrit…

Quand je mets ma blouse blanche…

Création collective

Quand je mets ma blouse blanche, son poids tombe sur mes épaules, sa raideur me tient verticale.

Quand je mets ma blouse blanche, je la vois pleine de taches et de traces du travail de contact.

Elle est multicolore, rouge, rose, marron, bleue, grise, mais jamais blanche, pour accueillir notre rencontre avec émotion.

Quand je mets ma blouse blanche, je change de statut : je deviens celle qui prend soin, qui rassure.

Je sais que je vais aller à la rencontre d'une personne qui a mal, afin de soulager ses maux… en écoutant ses mots.

Quand je mets ma blouse blanche, je me sens fière. Parce que je travaille dans un hôpital public. Et que ça veut dire quelque chose de travailler pour le public.

Quand je mets ma blouse blanche, je rassemble et noue mes cheveux. Je deviens une super héroïne du quotidien !

Quand je mets ma blouse blanche… j'ai envie de l'enlever.

Je sens le poids de la souffrance qui m'attend, celui de mes outils dans les poches, celui de l'horloge qui me poursuit.

Quand je mets ma blouse blanche, j'écoute avec les yeux grands ouverts, je regarde, l'oreille attentive.

Quand je mets ma blouse blanche je me dis : « Allez, on va être efficace aujourd'hui. Pas question de perdre le temps. »

Quand je mets ma blouse blanche je fais attention à vérifier qu'elle a le poids suffisant.

Il y a trois poches dans ma blouse. Une poche à stylo et à téléphone, une poche à calepin avec l'histoire de mes patients, et une poche à bricolage : ciseaux, clés Allen, mètres mesureurs, un souple, un rigide… Si la blouse est trop légère, c'est que j'ai oublié quelque chose.

Quand le soir je la pose, je la laisse au vestiaire. Elle me suit. Et les patients avec elle. Pour un bout de chemin… parfois jusqu'à la nuit.

Deux faces

Emmanuelle Dissoubray

Ce qui m'avait le plus plu dans le livre de Saki Santorelli, *Guéris-toi toi-même*, presque comme une révélation, comme une chose au fond de moi depuis que je soigne, c'est que nous sommes, soignant/soigné, les deux faces d'une même pièce.

Un peu comme une équipe, qui n'a pas le souhait, ni l'objectif de gagner une médaille, mais juste d'être ensemble, pour avancer en aidant l'autre.

Elle venait me voir depuis des années, toujours accompagnée de son mari, mari que je ne soignais pas.

Elle avait un florilège de plaintes, très diverses, sortant la plupart du temps du cadre de la consultation de cardiologie.

Des malaises, des douleurs, des insomnies, parfois quelques palpitations qui réveillaient mon petit cerveau bien formaté de cardiologue.

Mais au fond de tout cela, plus je la voyais, et plus je sentais qu'il y avait un mal-être, quelque chose qui ne voulait pas sortir. D'ailleurs, sa voix en témoignait dès qu'elle allait sur un terrain qui la montrait vulnérable, sa voix prenait un timbre aigu qui me faisait presque mal pour elle.

Comme quelque chose qui se déchire.

J'appréhendais parfois ces consultations fortes émotionnellement.

Et puis, un jour, cette tension s'est comme dégonflée.

C'était encore une consultation à laquelle son mari l'avait accompagnée, alors qu'il n'y avait aucune raison à ce qu'il soit présent. Juste, il était là.

Sa voix était plus calme, les paroles plus espacées, moins fournies. Mais les regards plus appuyés, plus souriants, comme une ouverture sur ce qu'il y avait au fond d'elle. Une fenêtre qui s'ouvrait.

Comme un cadeau, nous devenions les deux faces de cette pièce.

Peut-être avais-je laissé plus d'espace à ses paroles ? Je ne sais pas.

Mais l'émotion me submerge encore lorsque j'y repense.

Puis, elle est repartie, ils sont repartis.

Et, un matin, un matin d'hiver, je me rappelle, elle est arrivée, seule, souriante, paraissant plus grande, plus belle, plus présente.

Je m'en suis étonnée, je l'ai verbalisé car je savais qu'il se passerait quelque chose ce matin-là.

J'ai fait, ou plutôt nous avons fait la consultation qui concernait son cœur, celui qui bat, qui palpite, son cœur anatomique.

La consultation était terminée, et j'avais tellement envie qu'elle me partage ce que je savais depuis longtemps.

Mais rien ne vint.

Elle se rhabilla, avec son beau manteau blanc d'hiver. Je la trouvais très belle ce matin-là.

Et alors que j'allais ouvrir la porte de mon bureau, et la laisser retourner à sa vie, elle me dit :

C'est difficile de vous dire ça, mais je pense que vous vous en doutez. Mon mari était violent avec moi, lorsque que nous étions plus jeune. Il est gentil, mais dès qu'il boit, il devient violent.

Maintenant, depuis quelques années, il boit moins souvent, et surtout il est beaucoup moins leste, et lorsque je vois que le vent va tourner, je pars ailleurs.

C'est pour cela que les enfants étaient partis à l'époque.

J'ai honte.

J'étais soulagée qu'elle se confie à moi, mais je ne savais pas quoi faire de cela…

Malgré tout, elle souriait, dans son beau manteau blanc de princesse.

Nous étions une très jolie pièce à double face, malgré le poids de ce qu'elle contenait.

La consultation suivante, son mari était de retour.

Une mère

Nathalie Diakhate

Mon travail de puériculture au centre d'appel est d'écouter, d'orienter et de trouver des solutions face aux situations complexes.

Bonjour, je vous appelle parce que je sens qu'il risque de se passer quelque chose aujourd'hui. Je suis à bout! Je n'en peux plus de mon fils! Je n'y arrive pas, je ne le supporte plus. Il ne dort pas, il crie toute la journée, il casse des objets et au moment où je vous parle il est en train de vider le réfrigérateur et de jeter dans la cuisine tout ce qui lui passe entre les mains!

Ayant repris son souffle, la maman me révèle le diagnostic posé pour son fils de trois ans : l'autisme.

J'imagine la scène, le réfrigérateur ouvert, l'enfant le regard perdu alternativement assis au sol ou affairé à attraper, vider les récipients, pots de yaourts, bouteilles de lait…

C'est une vision de chaos, une superposition de scènes et d'images, comme un tableau tourmenté, naufrage en mer, orage, la maman en arrière-plan ne pouvant s'extirper de l'insupportable.

J'imagine l'enfant souillé et le temps qu'il faudra prendre pour tout remettre en ordre.

Un enfant inaccessible aux mots, aux consignes de sécurité, corps présent mais esprit absent.

Chaque phrase de la maman explique la souffrance qui l'habite, et je sens chez elle le risque de commettre un geste violent envers son enfant. Elle est hors d'elle, elle dit ne plus se reconnaître et se dit effrayée par cette violence physique qui est sur le point de s'exprimer.

On est au point critique où en un instant tout peut basculer.

La maman me livre une incroyable narration d'un quotidien sur le fil. Florilège de souffrances, s'additionnant aux rêves et projets suspendus.

J'apprends qu'elle attend depuis plusieurs mois un rendez-vous au Centre Ressources Autisme. Elle a quitté son emploi, elle se consacre à son enfant dans un huis clos exténuant. Elle n'a pas de soutien familial, mari absent toute la journée et semblant fuir.

C'est une femme qui dit sa révolte contre la puissance publique. Et je pense que sa colère est légitime. Mais je dois trouver une solution à ce moment de crise. Je pense dans le même temps au grand amour de cette mère pour son enfant, capable de se mettre à nu en m'appelant, refusant de sombrer dans la violence physique.

Parler à un anonyme professionnel ouvre le champ des possibles pour un parent perdu. Un professionnel n'ayant aucune préconception sur sa personne. Mon travail est en effet de faire taire la petite voix intérieure suggérant jugements et prévisions sur l'autre. D'être disponible.

Et dans cette situation je dois être très prudente ; il y a des mots qui comptent et d'autres à éviter.

Je propose à la maman : « Prenez votre enfant et mettez-le dans la voiture et dirigez-vous vers les urgences de l'hôpital Charles Perrens, pour vous Madame. Vous avez besoin que l'on prenne soin de vous. » Au bout du fil c'est un oui que j'entends, un oui calme et sûr. Et je vois alors une mère capable de tous les prodiges, défiant l'indicible.

J'aime le moment où le point de tension s'effondre et où l'apaisement pointe. Une petite victoire que je savoure avec une vraie dose d'humilité face à l'énorme injustice de la maladie.

Je me sens utile.

Merci et gratitude

Myriam Mercier

Chacune est installée, les tables disposées en demi-lune, je leur fais face, je vais animer une formation pour ces auxiliaires de vie sur le thème de « l'autonomie des personnes âgées à domicile ».

J'ai un profond respect pour ces soignantes de proximité, prise en étau entre nos anciens parfois en colère contre le temps qui passe, les familles, et les institutions méprisantes tant des bénéficiaires que d'elles.

J'ai à cœur de les entendre, les écouter, les valoriser autant que faire se peut, toutes ces abeilles qui cuisinent, papotent, récurent, écoutent, consolent, souvent sous des propos indécents, parfois sous les menaces voire les bousculades.

Béatrice nous livre son ras le tablier, elle a 30 mn pour prendre soin de Mme X, 30 mn pour passer au large d'une rencontre, d'un lien…

Je l'entends marteler ce temps indigne, irrespectueux du grand-âge et de sa lenteur, la dignité est aux abonnés absents…

Je l'observe se débattre à la lumière de ses valeurs, sa voix tremble, ses yeux sont humides comme ceux de ses collègues et les miens.

Je dois parler d'autonomie à des auxiliaires de vie dont la fonction publique attend du rendement !

Ma boussole interne s'affole.

Au diable le programme je vais animer « le café du village », nous allons échanger, parler d'elles, pleurer encore un peu, rire beaucoup, les remercier toujours.

Elles ont la délicatesse de m'offrir la meilleure note d'évaluation, leurs confidences sont mon plus beau cadeau, nos secrets sont en lieux sûrs !

Merci et gratitude à toutes ces femmes.

Si je devais expliquer…

Création collective

Si je devais expliquer à un extraterrestre ce qu'est un soignant, je lui dirais que c'est un être qui prend soin des autres : de leur fragilité, de leur santé, de leur vulnérabilité, à tous les moments de leur vie sur Terre.

Je lui dirais qu'arbitrairement le monde se sépare en deux ; les heureux en santé et les recalés de la santé. Et qu'un soignant décide de s'occuper de cette part marginale des hommes. Qu'il affronte peurs, doutes et tristesse avec toujours la volonté de donner ce qui leur manque.

Si je devais expliquer à un extraterrestre ce qu'est un soignant, je crèverais de trouille !!! Aurait-il des yeux et des oreilles pour me recevoir ? Et pourtant, le regard, la mimique, le sourire, le geste, le porté, le mouvement seraient mes meilleurs atouts. Après tout on parle bien avec les bébés !… À moins que je ne tremble de tout mon corps… jusqu'à m'évanouir.

Si je devais expliquer à un extraterrestre ce qu'est un soignant, je lui dirais qu'un soignant est une personne qui essaye de prendre soin des autres, des personnes qu'il ne connaît pas, avec tous les moyens qu'il trouve à disposition, et parfois, malgré l'absence de moyens : il écoute, il observe, il rassure, il agit et il évalue l'efficacité de ses actions. C'est souvent un inventeur de petites solutions du quotidien…

Je lui dirais qu'un soignant voit du sens dans le chaos de la maladie et du handicap.

Je lui dirais que c'est un soleil doux.

Je lui dirais que c'est une personne, qui aide et comprend la maladie, la douleur, la tristesse.

Je lui dirais que c'est une aide précieuse.

Je lui dirais que c'est un couteau suisse : plein de solutions, tout le temps.

Je lui dirais qu'un soignant est un individu qui s'occupe d'autres individus quand leurs corps sont défaillants ou quand ils n'arrivent plus à s'occuper d'eux-mêmes.

Je lui dirais qu'un soignant apprend dans la jeunesse et oublie ce qu'il a appris pour se réinventer, s'affirmer, grandir pour l'autre privé de ses capacités.

Et l'extraterrestre, alors ? Il n'en croirait pas ses antennes, il poserait sa soucoupe sur l'héliport du CHU et courrait d'un service à l'autre pour remercier ses semblables : ceux qui tombent sous des réformes lunaires.

Le temps qui passe

Mériem Sinaceur

Je viens enfin de terminer les consultations de l'après-midi : dix rendez-vous, trois rajouts, deux urgences... 15 personnes à voir, à recevoir, à écouter, puis à examiner, rassurer, informer, à raison de créneaux de 15 minutes par personne : ça va vite !

Une fois les consultations achevées, je dois me rendre au chevet des patients qui vont passer au bloc le lendemain, vérifier qu'il n'y pas eu d'éléments nouveaux depuis la consultation pré-anesthésique, contrôler les bilans sanguins et les examens complémentaires, et bien sûr vérifier que la PCR Covid est bien négative.

17 h 45. J'arrive à l'unité trois. Chambre 22. Je frappe trois coups, j'attends un peu que la personne remette son masque et me permette d'entrer, puis j'ouvre la porte :

— Bonjour, Madame F. ?

— Oui.

— Je me présente Dr S. Médecin anesthésiste. Je passe vous voir avant l'intervention de demain. C'est bien le professeur G. qui vous opère d'une .....tomie ?

— Oui, c'est bien cela !

La visite pré-anesthésique, que l'on appelle dans notre jargon VPA, est devenue obligatoire depuis qu'elle a été fixée par le décret du 5 décembre 1994 ; la consultation pré-anesthésique, effectuée plus en amont, ne se substitue en aucun cas à la VPA, qui doit être effectuée par un médecin anesthésiste-réanimateur dans les heures qui précèdent le moment prévu pour l'intervention chirurgicale. Elle peut durer plus ou moins longtemps, selon les médecins, les patients (leur âge et leurs antécédents) mais surtout le degré de stress (anxiété pré-opératoire, combattue à base de comprimés d'hydroxyzine ou de prégabaline).

Moi, l'anxiété, je préfère la dissoudre sans molécules chimiques : juste en discutant, en écoutant, en plaisantant avec la personne.

Madame F. du haut de ses 86 ans, allait, sans le savoir, m'offrir un de ces moments de grâce qui font toute la beauté de mon métier.

Dès le début de mon entretien avec elle, mon regard avait été attiré par une enveloppe timbrée, posée sur sa table de chevet, et d'où dépassait une feuille colorée, une sorte de petit livret… À la fin de la VPA, je ne peux m'empêcher de lui poser la question, m'excusant à l'avance de ma curiosité. Elle m'explique alors que c'est le règlement intérieur d'un concours de poésie, qu'elle vient de recevoir pour l'édition de cette année. Elle me propose d'y jeter un coup d'œil, et continue de me raconter qu'elle y participe chaque année depuis plus de dix ans, et qu'elle a même remporté le premier prix, plusieurs années de suite. Dans la catégorie poème en vers.

Je suis fascinée, et elle me propose de me déclamer le dernier poème qu'elle a écrit. Je l'écoute religieusement, tandis qu'elle récite, de tête et sans aucune hésitation un long poème :

Feutrées et silencieuses sont les heures qui passent
Chaque jour, chaque instant me ramène vers toi…
Et souvent, quand j'y pense, me vient cette question :
Pourquoi toi, pourquoi moi, et pourquoi ce jour-là
Étions-nous tous les deux sur le même chemin ?

Sur la plage où le vent murmure doucement,
Je retrouve nos pas, et nos rires enlacés,
Dans ces instants précieux, à jamais est gravé
L'amour au premier jour, comme dans les romans.

Et le temps qui passe n'efface pas ton souvenir.

Balades en bord de mer, et autant de douceurs,
Les vagues caressantes et leur baiser salé,
Les mouettes les goélands dans le ciel étoilé,
Sont les témoins muets de ces heures de bonheur.

Et le temps qui passe n'efface pas ton souvenir.

Dans mon cœur, ton regard brille comme une étoile,
Éclairant mes jours sombres de ton amour si doux
Ta présence me manque, mon cher et tendre époux.
Et je compte les heures avant de mettre les voiles.

Et le temps qui passe n'efface pas ton souvenir.

Ton amour bien présent, vit en moi à jamais.
Le regard infini tourné vers l'horizon
Je continue d'attendre depuis notre maison,
L'instant où je te retrouverai mon aimé.

Et le temps qui passe n'efface pas ton souvenir.

Tu es gravé dans mon cœur, pour l'éternité,
Ton amour m'accompagne chaque jour, chaque nuit,
Dans le silence de nos souvenirs, je redis :
Non! le temps qui passe n'efface pas ton souvenir.

— Vous avez apprécié ce poème, Docteur?
— Oui, mille mercis! J'ai adoré – répondis-je, le visage baigné de larmes tellement l'émotion partagée avec elle dans cette chambre d'hôpital avait été intense.

Elle avait accompagné son époux jusqu'à son dernier souffle et elle venait de m'offrir le poème qu'elle avait écrit pour lui, et qu'elle avait lu à ses obsèques.

— Vous savez, Docteur, j'ai ce problème de santé depuis trois ans… Mais, je ne pouvais pas me faire opérer et le laisser seul, vous comprenez? Maintenant qu'il n'est plus là, je peux enfin prendre le temps de m'occuper de moi, consulter un chirurgien, et venir me faire opérer! Et qui sait? Peut-être que j'écrirai mon poème pour le concours ici à l'hôpital… si l'inspiration me vient.

18 h 30

J'aurais pu passer 2 minutes dans sa chambre, j'en ai passé plus de 45 !

Et le temps qui passe n'efface pas son souvenir.

Elle et son bébé

Laurence Joly

C'était il y a plus d'une dizaine d'années.

Elle accompagnait son bébé, né prématuré, pour une consultation de suivi médical. Elle était très jeune et c'était son premier bébé. J'étais le médecin qui ferait ce suivi, même si je ne les avais pas connus pendant l'hospitalisation.

Je n'avais pas pu me renseigner sur le parcours du bébé avec le dossier médical, car il avait disparu. Je prévoyais de faire connaissance pendant la consultation.

J'allais les chercher dans la salle d'attente. Elle portait un voile et une longue robe, couvrant tout son corps jusqu'à ses pieds.

J'avançais vers elle. Parle-t-elle français ? Est-elle en mesure de raconter l'histoire médicale de son bébé ? Comment puis-je évaluer correctement l'évolution de mon patient si rien ne m'éclaire ?

Je la saluais et l'invitais à me suivre.

Je consultais habituellement avec une psychomotricienne qui n'était pas avec moi ce jour-là. Je la recevais seule.

Installées toutes les deux, l'une en face de l'autre, de chaque côté du bureau, je me présentais et lui expliquais l'organisation du suivi, puis lui proposais de me raconter l'hospitalisation de son fils, comme elle le pouvait et si elle le souhaitait.

J'entendis alors un récit admirable, d'une justesse et d'une pertinence médicale hors du commun. Maîtrisant toutes les notions, de la grande prématurité en passant par la détresse respiratoire, le canal artériel persistant jusqu'à l'hémorragie intraventriculaire avec hydrocéphalie, elle était capable de rapporter tous les tenants et aboutissants des décisions prises par les médecins, et ne manqua pas aussi de me préciser avec fermeté qu'il faudrait se soucier de l'IRM cérébrale de contrôle souhaitée par le neurochirurgien, dont elle avait évidemment retenu le nom.

J'avais devant moi une experte, une experte géniale, vive et pétillante, avec laquelle, sur un pied d'égalité, je m'autorisais alors à penser à voix haute la suite de nos rendez-vous. En pleine improvisation, je proposais de convier la prochaine fois, différents collègues, dont le neurochirurgien, afin de poursuivre cette conversation collégiale autour de cette fameuse IRM, à propos de laquelle j'exprimais ouvertement quelques critiques.

Mes invitations eurent du succès. Tout le monde viendrait.

Le jour J, nous, les professionnels, nous sommes installés en demi-cercle face à elle, elle, seule face à nous. Le neurochirurgien avait pris le soin d'afficher l'IRM témoignant de l'hémorragie cérébrale de son bébé sur l'écran de l'ordinateur tourné vers elle. Du sang, des ventricules dilatés, des images sans doute jamais partagées avec elle. L'improvisation continuait.

Nous nous sommes présentés à elle, puis elle prit la parole. « On commence par vous », dit-elle en pointant du doigt le neurochirurgien, « puis vous parlerez » poursuit-elle en me regardant, « après ce sera votre tour et pour finir ce sera vous » désignant la psychomotricienne et ma collègue néonatologiste, « moi je ferai la conclusion ».

Le neurochirurgien, argumentant à partir des images affichées, réaffirma les raisons pour lesquelles il souhaitait un examen de contrôle. J'émettais mes réticences, suivie de l'avis de mes collaboratrices. Elle écouta tranquille puis, comme prévu, trancha.

« Pour l'IRM, faites comme vous voulez, ça m'est égal. Moi ce que je ne veux surtout pas, c'est dormir encore une fois à l'hôpital avec mon bébé. »

Prêts à débattre, nous étions bouche bée.

Je souriais intérieurement, avec l'envie de l'applaudir. Quel talent ! Quelle femme ! Quelle mère !

Le neurochirurgien proposa de différer la date de l'examen à un âge auquel l'IRM ne nécessiterait plus une surveillance de 24 h après l'anesthésie. Elle reviendrait dans 9 mois. Je ne discutais pas cette proposition.

La magie du partage avait opérée, chacun à sa place, tous acteurs.

Depuis je n'ai pas oublié ce puzzle improvisé, jeu superbe de complémentarité, démonstration magistrale du réel partenariat que nous pouvons créer avec les parents de nos patients. Je n'oublie pas non plus de cultiver, encore et toujours, la naïveté dans mon premier regard posé sur l'enfant et sa famille.

Elle me l'a appris. Ma pratique, confortée, s'en est nourrie et je le transmets.

Alors que le suivi médical de son enfant s'est arrêté depuis longtemps, elle est revenue me voir il y a quelques mois, avec son fils devenu grand. Je n'ai pas manqué de lui raconter quelle magnifique leçon elle m'avait donnée, et combien je l'admirais.

Elle-même l'avait oublié.

Si je pouvais comparer…

Création collective

Si je pouvais comparer l'hôpital à quelque chose, ce serait une grande et belle maison, construite et pensée il y a très longtemps, modifiée et améliorée au fil des années, peuplée de belles âmes, souriantes et accueillantes pour ceux qui décident d'y entrer ou qui y pénètrent par obligation, parfois avec tristesse, peur ou colère.

Ce serait une ruche, où des multitudes d'abeilles enjouées s'activent à enrober de miel d'Attention les plus fragiles et les plus vulnérables, tandis que la Reine ou plutôt le roi bat de l'aile dans son donjon, comme la vie de la Reine celle du roi est courte.

Cela serait une forêt; de grands séquoias qui en imposent, de jeunes chênes prometteurs, de discrètes fougères et une armée d'insectes tous utiles à cette belle forêt et travaillant de concert.

Cela serait un marché couvert, avec ses étalages de produits plus qualitatifs les uns que les autres y compris pour ceux de première nécessité, autant que ses milliers de médicaments, ses commerçants bien intentionnés, et la cohue des clients indifféremment soignants ou patients dans une promiscuité qui, certes, pourrait déranger mais pas plus que soulager dans des liens imperceptibles, complexes mais incroyablement ténus et tous dirigés vers un même objectif : nourrir la Vie !

Si je pouvais comparer l'hôpital à quelque chose, ce serait une production cinématographique parce qu'il existe de nombreux points de vue qui sont mélangés (du médecin, du patient, de l'administration…) et qui sont nécessaires à son fonctionnement.

Ce serait une usine avec des corps de métier différents, une direction, des cadres, et ceux qui font les 3x8 et qui vont au charbon.

Ce serait une maison pleine de vie, malgré ses morts.

Ce serait une usine, avec ses ingénieurs et ses techniciens de l'humain. Une usine en recherche permanente d'amélioration de sa démarche qualité. Une usine qui n'a pas le droit d'arrêter sa chaîne de service, de performances et de solutions.

Si je pouvais comparer l'hôpital à quelque chose, ce serait une fourmilière : plein d'individus en mouvement, plein d'individus qui se ressemblent beaucoup mais qui n'ont pas forcément les mêmes fonctions.

Ce serait un champ de bataille. Avec une armée qui essaye de sauver des vies.

Ce serait un ventre.

Ce serait un gros bateau.

Ce serait une sorte de labyrinthe.

Si je pouvais comparer l'hôpital à quelque chose, ce serait une maison que certains ont maintenant décidé de détruire à grands coups de masse et de bulldozer, ignorants ceux qui y vivent, ceux qui y meurent, n'y voyant que le bénéfice qu'ils tireront de la vente de ses pierres…

Ce serait un mini-golf, dans une ville balnéaire lorsque le niveau de la mer monte, où l'on ne sait de quelle couleur sera la balle qui atteindra le dernier obstacle, après être montée, descendue, sur les rails d'un couloir, si elle se sera perdue, ou si elle aura disparu dans un repli ou un impensé du parcours, définitivement hors-jeu.

Pourquoi êtes-vous devenue infirmière ?

Myriam Mercier

Face à moi, trois étudiantes infirmières de 3e année, dans quelques semaines elles seront diplômées.

L'une d'elles me fixe en souriant, j'entends résonner sa question : « Myriam pourquoi êtes-vous devenue infirmière ? »

C'est l'uppercut, je suis envoyée dans les cordes, sidérée je m'entends répondre : « Je n'en sais rien ! »

En revanche j'ai la certitude chevillée à l'âme que jamais je n'ai voulu faire autre chose.

D'ailleurs où aurais-je pu goûter à tant d'événements, de moments précieux, mettre mon habit blanc ou pas, rire, papoter, écouter, pleurer parfois en cachette, me régaler de crêpes maison, entendre ce vieil homme m'appeler son « papillon d'amour », trinquer à une guérison, faire un chignon tordu et raté, toucher, chuchoter les mots d'au revoir avant l'ultime voyage, rencontrer ou pas, m'émerveiller toujours de ces récits de vies basques, réunionnaises ou bordelaises, remercier toujours, me questionner chaque jour encore.

C'est aussi cette passion qui m'a conduite jusque derrière les barreaux, pour y soigner des hommes privés de liberté, là où la salle de soins est le dernier salon où l'on cause, là où le récit est recevable, entendable, parfois touchant.

Drôle d'endroit pour une rencontre.

À MA PLACE

MÉRIEM SINACEUR

Cela faisait des années que je m'intéressais à l'hypnose, sans n'avoir jamais eu l'occasion ni pris le temps de m'y former.

En décembre 2022, une pause s'est imposée à moi, m'obligeant à ra....lent....tir : pendre le temps que je n'ai pas suffisamment pris pour moi durant toutes ces années, et m'occuper de ma santé : c'est-à-dire de mon corps, de mon esprit, de mon âme, pour que, comme disent les Indiens, « elle ait envie d'y rester en-corps un peu ». Et c'est ainsi que j'ai eu l'idée d'entamer après ma convalescence une formation en hypnose ericksonienne.

Comment j'en suis arrivée là ? Un coup de chance : c'est un désistement qui m'a permis de candidater à la dernière minute, quelques jours avant le dernier délai pour l'inscription en ligne.

Lors du premier jour, en octobre 2023, tour de table des participants : des aides-soignantes, des infirmières, des psychologues, des médecins, avec des histoires toutes plus touchantes et émouvantes les unes que les autres. Je réalise en écoutant leurs parcours professionnel et personnel que pour la première fois depuis bien longtemps, je suis à ma place. Leurs mots me touchent et résonnent en moi.

À mon tour de prendre la parole; je raconte les grandes lignes de mon histoire : mes études de médecine, puis ma spécialité en anesthésie-réanimation, mon récent souci de santé et… le temps que j'ai *enfin pour moi!*

Je réalise en disant cela que pendant 15 ans, j'ai été en proie à une erreur de casting : victime d'une panne du système d'aiguillage.

Moi, ce que j'aime dans mon travail, et ce qui m'anime au quotidien dans mon métier, c'est discuter avec les personnes que je soigne, écouter toutes les histoires qu'elles ont à (me ra)conter, prendre le temps de tisser une relation de confiance, et la voir évoluer au fur et à mesure de nos échanges.

Les cathéters, les sondes, les canules, les tubes dans le nez, dans la gorge, dans les vaisseaux, dans la vessie… j'ai trouvé, cela « intéressant » les premiers mois; lorsqu'avec mes co-internes, nous tenions un registre pour nous répartir les gestes médicaux de manière équitable… Maintenant, j'ai passé l'âge!

Il est temps de passer à un autre métier : le métier que JE choisis… et non pas celui que je me sens « obligée » de faire, par une promesse faite à mon oncle, sur son lit de mort : celle de devenir une excellente femme-médecin – lui qu'une tuberculose pulmonaire avait conduit au sanatorium de Saint-Hilaire du Touvet, près de Grenoble, alors qu'il entamait à peine ses études de médecine.

Il rêvait de devenir médecin.

Il est devenu pharmacien-biologiste, avant qu'une leucémie foudroyante ne l'emporte peu avant ses 50 ans.

La dernière chose…

Création collective

La dernière chose que je m'attends à voir dans un hôpital est un éléphant en blouse blanche.

La dernière chose que je m'attends à voir dans un hôpital est un renard.

La dernière chose que je m'attends à voir dans un hôpital est un éléphant, et pourtant j'ai tort ils sont nombreux les éléphants ici comme dans un magasin de porcelaine, ils pillent les humanités de ceux qui réparent les dignités… Que les éléphants me pardonnent.

La dernière chose c'est quelque chose de beau. Vraiment que voit-on dans ce lieu de souffrance, de maladies et de déceptions ? La misère humaine sous la forme la plus nue. Mais la beauté est là où on ne l'attend pas. Le sourire de satisfaction de celui qui recouvre des forces, les éclats de rire d'un enfant qui joue, la chaleur d'une main consolante, l'espoir qui délivre de la souffrance.

La dernière chose que je m'attends à voir dans un hôpital c'est des grenouilles qui jettent des ananas sur la plage…

La dernière chose que je m'attends à voir à l'hôpital, c'est un bureau de tabac.

La dernière chose que je m'attends à voir c'est l'indifférence et le manque d'empathie, car la douleur humaine nous appelle.

La dernière chose que je m'attends à voir dans un hôpital c'est la haine. La violence aussi. Et à un moindre degré, la jalousie, les rivalités. Et pourtant… Heureusement, Hippocrate, les malades et les maladies sont là.

L'Œuf clair

Charlotte Bonnefon

Le soir où elle arrive dans le seul hôpital de la Creuse
Elle est enceinte de trois mois
Elle sait déjà qu'elle n'attend pas tout à fait un enfant
Elle porte un œuf clair

De cet hôpital on raconte les mésaventures d'un nouveau-né
Que le geste malencontreux d'un gynécologue obstétricien lors d'une césarienne
A déplacé de la salle d'accouchement au bloc de chirurgie
Pour atténuer les effets de la lame sur sa joue

Elle arrive à l'hôpital car elle ressent de vives douleurs dans le ventre
Elle voudrait savoir si l'œuf clair est toujours là

Elle a besoin de voir pour savoir

Elle voudrait s'allonger sur un lit, relever son t-shirt, le ventre recouvert de substance gélatineuse, et voir au fond des limbes si quelque chose a changé.

Le gynécologue qui la reçoit la détaille de haut en bas et lui dit :

S'il n'était plus là, je le verrai dans vos yeux.

Dans l'espace de la pièce, il a effacé ses cheveux, sa bouche, ses oreilles, son cou, son corps tout entier, traçant de son scalpel, deux yeux rougis à l'horizon.

Un cœur

Emmanuelle Dissoubray

Peut-être difficile d'écrire sur toi…

Peut-être difficile de lire cela…

Trop présent. Trop d'émotions.

Je n'aurais jamais pensé le partager ici. Mais puisque c'est ainsi, je le reçois comme un cadeau, et pour toi, et pour moi.

J'ai d'abord fait connaissance avec ton cœur, il y a… bien une vingtaine d'années.

Il était, à l'époque, encore pas trop mal en point, quelques petites fantaisies dans ses oreillettes, et dans ses artères, mais rien de bien méchant.

À l'époque tu étais plutôt distante, peu souriante. C'était, ma foi, une consultation comme une autre. Un petit cœur dont je devais prendre soin, mais autour, une carapace.

Il faut dire qu'il y avait la polyarthrite rhumatoïde qui te chatouillait déjà pas mal à l'époque.

Et puis, tout s'est emballé en quelques années, ton cœur, tes reins, tes globules, tes articulations. Un vrai feu d'artifice ! Une encyclopédie médicale à toi toute seule !

C'est à ce moment qu'un jour, va savoir pourquoi, je t'ai proposé de venir méditer avec moi. Cartésienne comme tu l'étais, mais confiante, tu as dit OUI. Intriguée surtout au début… et puis tu es devenue si assidue. Une révélation pour toi, et pour moi. Tu étais devenue mon ambassadrice pour les futurs pratiquants, et je t'en remercie encore maintenant, même si tu n'es plus là.

Cécile, cette femme si forte, si attachante. Une battante, une guerrière parfois, avec un petit joyau en ton cœur. J'ai eu la chance de t'accompagner toutes ces années, et encore plus ces derniers mois.

Quand je pense à toi, je vois ton sourire, et ton rire, même dans la difficulté.

Je te revois assise, souriante, attendant dans la salle d'attente, malgré les douleurs qui te submergeaient.

C'est un honneur et une grande joie d'avoir croisé ton chemin, toi, cette femme que je trouvais exceptionnelle, même si une immense tristesse m'emplit depuis que j'ai appris que tu nous avais quittés cet été.

Je te remercie d'avoir su te déposer au creux de mes bras il y a quelques mois, laissant de côté la bienséance et les apparences, lorsque les événements médicaux devenaient insupportables.

Merci d'avoir laissé ton armure en ma compagnie, pour me permettre de t'accompagner pleinement.

Je me rappelle avec une grande joie, et beaucoup de rires, la démonstration interminable que tu nous avais faite dans le groupe de méditation, pour trouver la solution de l'exercice des neuf points. Ton attitude à la fois professorale et empreinte d'humour de cette rocambolesque mise en scène, et ta manière de prendre le problème à bras le corps, nous avaient tous fait beaucoup rire, toi y compris.

Ce que je retiendrai, surtout, c'est le partage que tu nous avais fait sur ce que tu faisais le matin, chez toi, en ouvrant la fenêtre. Tu disais « je goûte le temps », puis tu le déclamais haut et fort à toute la maisonnée.

Je croyais déjà goûter le temps, mais sois certaine que je le goûterai toujours, avec encore plus de saveur.

Si je pouvais ajouter...

Création collective

Si je pouvais ajouter quelque chose à l'hôpital, ce serait des moyens, sans compter.

Ce serait un espace de réalité virtuelle.

Ce serait : de la couleur, des couleurs, et du mouvement, de la musique et des arts : pour en faire un lieu de toute beauté !

Si je pouvais ajouter quelque chose à l'hôpital, ce serait un jardin. Des arches de rosiers, de glycines et de chèvrefeuille nous y conduiraient. De fantaisistes bosquets touffus et de singulières topiaires interpelleraient notre curiosité. Oiseaux, abeilles et papillons traceraient leur chemin en accompagnant le nôtre.

Si je pouvais ajouter quelque chose à mon hôpital des enfants, ce serait la climatisation partout et pour tous.

Des poubelles de tri pour protéger l'avenir, protéger nos enfants.

Des salles d'attente, des zones communes plus accueillantes.

Des animations et des ballons aussi.

J'ajouterais de la lumière, des arbres avec le doux frémissement du vent dans leurs feuilles, du ciel et des oiseaux.

Des balançoires et des mini terrains de basket, avec des mini paniers.

Des canapés pour les parents.

Si je pouvais ajouter quelque chose à l'hôpital, ce serait de la beauté sous nos pas, devant nos yeux, au-dessus de nos têtes, à portée de mains.

Des salons privés pour les familles pour pleurer, crier, embrasser, célébrer aussi.

Des salons privés pour les soignants pour crier, pleurer, embrasser, célébrer aussi.

Et enfin et surtout, assez de professionnels pour soigner avec le temps et l'organisation nécessaires.

Si je pouvais ajouter quelque chose à l'hôpital, ce serait de la tolérance.

Si je pouvais ajouter quelque chose à l'hôpital, ce serait une meilleure information pour les patients.

Si je pouvais ajouter quelque chose à l'hôpital, ce serait l'abondance.

L'abondance de collègues : des collègues pour l'entretenir, des collègues pour transporter, des collègues pour soigner, des collègues pour écouter, et des collègues pour… accompagner et soutenir les collègues !

L'abondance de lits pour que chacun puisse être accueilli et soigné dans la dignité.

L'abondance du temps, afin de pouvoir accorder à chacun le temps du respect et de l'humanité !

Si je pouvais ajouter quelque chose à l'hôpital, ce serait de l'Amour, incarné et inconditionnel.

Prendre la main

Laurence Joly

Je suis pédiatre, néonatologiste, au CHU de Bordeaux.

Face à mes patients et leurs parents, j'aime accueillir, ne rien savoir, rencontrer, découvrir.

J'aime me sentir naïve, recevoir, perdre la main.

La donner aux bébés, aux pères et aux mères, incroyablement forts et puissants, tellement vivants.

Dans le service dans lequel je travaille, nous essayons de soigner l'accueil.

J'y crois dur comme fer.

L'accueil nous lie, l'accueil nous porte, l'accueil nous embarque sur le chemin que nous parcourons ensemble.

Nous, les médecins, consacrons un temps d'accueil à tous les parents, dans les premiers instants ou les premiers jours qui suivent leur arrivée, guidés par leurs émotions.

Je me souviens de ce moment précieux, partagé avec les parents de Noa.

Je les avais salués la veille en fin de journée, auprès de leur bébé.

Ils arrivaient de réanimation pédiatrique où leur fils venait de passer quelques jours, admis dès la naissance, après la découverte d'une malformation nécessitant une intervention chirurgicale rapidement.

Ils m'ont tout de suite dit être contents d'être là, enfin sortis d'une épreuve difficile.

Leurs regards racontaient déjà.

Les mots, si proches. Je les entendais presque.

Nous nous sommes donné rendez-vous pour le lendemain matin.

Nous étions installés en rond, autour d'une petite table. J'étais entre lui et elle. Ils se faisaient face.

Nous n'avons pas mis longtemps à nous remémorer tous les exploits de leur bébé si vaillant, déjà bien portant, et prêt à rentrer chez lui.

Une autre histoire s'est invitée. La leur, devenant parents.

Ils se sont racontés, si complètement l'un à l'autre.

L'arrivée de leur premier enfant.

Je les ai écoutés comme on reçoit un cadeau.

— C'était bizarre, tu avais l'air un peu absente, comme indifférente… pour une mère… ?

— L'anesthésie générale, le choc, je n'ai pas réalisé.

— Il est magnifique.

— Un coup de foudre.

— C'est tellement fort.

— Je n'imaginais pas ça comme ça, devenir père… c'est le plus beau, je le sens fort.

— J'avais prévu d'avoir un enfant à 33 ans, j'avais tout fait pour que ça se passe comme ça, je suis très organisée, j'ai fait du sport de haut niveau, là j'ai tout arrêté pour eux.

— Rien ne s'est passé comme prévu, mais maintenant toute ma vie sera pour lui et pour ma chérie.
— La séparation, ne pas pouvoir être avec lui tout le temps, être séparée de mon mari… un déchirement insupportable…
— C'est que du bonheur, enfin ça ne devrait être que du bonheur, mais là je suis tellement triste aussi… c'est mélangé.
— On pourrait dormir tous les trois ensemble, ce soir ?
— Mon père est mort il y a trois semaines… j'ai espéré qu'il tienne jusqu'à la naissance du petit.
— Alors maintenant il faut qu'on rentre à la maison, tout le monde nous attend.

Après la nuit, ils ont pris la route.

Lucas

Véronique Flurin

Monsieur et Madame viennent toujours ensemble à la consultation. Madame a besoin du calme serein du père de Lucas ce bébé tant attendu et tant redouté avant même d'être désiré. Ce bébé venu tard… Dans le dernier quart. Ce bébé conçu finalement assez facilement dans un moment d'égarement.

Cette joie du dedans si forte si ample si inattendue. Et puis l'échographie : ils le voient. Joie encore. Et puis les échos : on y croit ! Que c'est bon la Joie ! Jusqu'à celle où… patatras. Malformation. Pas de fermeture de la paroi abdominale. C'était trop beau.

Il viendra plus tôt, tripes dehors, à peine le temps de le voir. Réa. Chirurgie. Réa. Cathéters. Infection. Nécrose. Chirurgie. Réa. Décompensation. RCP. Attendre. Réa…

Suspendu l'enfant, à un fil ou plutôt à des fils.

Suspendus les parents… « Qu'est-ce qui nous attend ? Cela vaut-il le coup ? Vivra-t-il ? Comment ? »

Douleur, effondrement, dénigrement, géniteurs incapables, trop vieille la mère.

Adoption impossible.

Angoisse.

Tristesse et douleur.

Lucas vivra. Il aura besoin de soins. « OK, disent les parents, on s'en occupe, loin de vous. »

Lucas a deux ans maintenant. Son visage est différent. Il ne marche pas, tient à peine assis. Il se balance. N'appelle pas sa mère et ne tend pas les bras. Il ne parle pas.

Et pourtant furtivement il regarde. Avec beaucoup de précaution, il se laisse accompagner dans sa posture. Il ose une tentative de déplacement.

Nouvelle feuille de route.

On confirme au fil des consultations. On rencontre l'équipe. On adapte, on échange des outils. On accompagne.

Puis le regard contenant de son papa, la confiance de Lucas, les petits progrès qui s'enchaînent… Les regards se transforment. La maman sourit. C'est lancé.

L'école est possible.

Le langage apparaît.

Il y a un retard certes : on le dit, on l'écrit. Mais il est là, à sa place d'enfant, vivant.

Lucas a six ans maintenant.

Ses parents ont enfin accepté la consultation génétique. Ils veulent savoir. Ils peuvent savoir désormais. Ils sont prêts.

Lucas se prête au jeu. Il sait comment ça se passe et il accueille toutes les explications. Serein. Communicant. Disponible.

À l'examen, trois incisives sont tombées.

— Oh dis donc tu as perdu tes dents ?

— Oui.

— Trois fois ?

— Oui.

— La souris est passée ?
— Oui. Trois fois.
— C'est chouette de perdre ses dents.
— Oui. Et vous, vous en avez perdu combien des dents ? Vous avez eu beaucoup de pièces ?

La direction du soleil

Charlotte Bonnefon

Il y a des formes colorées, des pictogrammes sur le sol et les murs.

Vous voyez ? vous suivez la couleur

Je n'aime pas suivre la ligne
Je préfère lire en toutes lettres
Dupliquer le plan dans ma tête et m'orienter

Des murs pastel
Les couleurs de surface absorbent la lumière

Des angles à 90°
Quelle est la direction du soleil ?
Les perpendiculaires créent ombres et courants d'air
Mais ici toutes les vitres sont fermées

Parfois un bureau
On entend des voix derrière la porte entrouverte

Les portes coupe-feu matérialisent le changement de bâtiment

Mais l'ascenseur est identique à celui que j'ai pris pour monter

Où suis-je? Où j'en suis?

…

M. dit : On ne s'est pas vues depuis le mois d'avril et mon dernier IRM? La neurologue m'a dit qu'il n'y avait pas de tâches nouvelles, pas de signes d'invasion massive mais…

M. marque un temps après ce mais, un temps interminable.

Je la regarde et j'attends moi aussi. J'observe différemment ses yeux verts, ses cheveux bruns plaqués le long du front jusqu'à l'arrière de l'oreille, la boucle qui pend. On dirait une fleur de fuchsia et d'or pur.

M. dit : De nombreux nodules sur les méninges. En janvier ils n'étaient pas là.

Je regarde sa robe aux motifs de fleurs et d'oiseaux.

M. reprend : Avec moi, elle sait qu'elle ne sait pas. J'ai senti dans ses yeux qu'elle acceptait cette fois-ci de ne pas savoir déterminer la balance entre risque et bénéfice, agir ou non agir, décider ou attendre. Alors on va observer et puis on verra

Si on va quelque part.

Si je pouvais enlever…

Création collective

Si je pouvais enlever quelque chose à l'hôpital, ce serait les confortables fauteuils de ces ronds-de-cuir qui le « dirigent », pour qu'ils se lèvent enfin, qu'ils déambulent en son sein, pour vivre la vraie vie de l'hôpital. Alors, peut-être, enfin éveillés, ne voudront-ils plus détruire cette belle maison, auront-ils envie d'écouter ces joyaux de soignants?

J'enlèverais la violence des mots que l'on dit, des actes que l'on commet, de la solitude que l'on vit.

J'enlèverais le chagrin, la peine immense des au revoir, les peurs du lendemain et l'impuissance face à l'inéducable…

Si je pouvais enlever quelque chose à l'hôpital cela serait sa pauvre architecture.

Son architecture, oui, je la remplacerais par une multitude de petites maisons en bois qui tourneraient avec le soleil autour d'arbres millénaires, toutes les générations s'y écouteraient en joie et en paix, nous y célébrerions la vie : de la naissance à la mort.

J'enlèverais la maltraitance.

J'enlèverais tout ce qui est inutile. Faire le tri prendra du temps. Supprimer sa laideur aussi, ça aussi ça prendra du temps.

Si je pouvais enlever quelque chose à l'hôpital, ce serait la solitude.

Surprise totale

Emmanuelle Dissoubray

Au départ, il y a les maths, il y a les sciences, qui me nourrissaient, et cette soif d'apprendre, encore, encore, et encore !

Il n'y avait jamais eu de malade autour de moi. Un monde sans maladie, et oui !

Tout au plus, une grand-mère vaguement sénile, qui se repoudrait le nez avec sa poudre de riz. Mais pas de longue maladie, même pas d'enterrement, aucun souvenir de ça.

Être médecin, pour moi c'était être un scientifique ! Et ça n'allait pas plus loin que ça.

Il y avait bien l'aura de mon cher frère aîné, inscrit en médecine 4-5 ans avant moi. Aussi, peut-être le désir inassouvi de mon père de devenir lui-même médecin ?

Mon arrivée à la fac s'est faite baignée dans les sciences. Et j'étais comblée ! Des chiffres, des mesures, des formules, des livres à apprendre, énormes. Apprendre, apprendre…

Et toujours aucun malade à l'horizon, rien, nada ! Juste des chiffres et des formules m'entouraient.

C'est le jour de ce premier stage d'externe que j'ai plongé dedans. Enfin !

Je ne m'y attendais pas. Surprise totale. J'ai su que c'était ma place.

Ces 4 mois de stages ont été une merveille, un étonnement. J'étais émerveillée de faire partie de cette équipe de soignants.

C'est par là qu'est arrivée la vocation, peut-être… L'hôpital s'appelait Saint Camille, ça a peut-être aidé…

Nous étions une équipe, j'en faisais partie, même une toute petite place me convenait.

Ce n'était pas de la science, ce n'était pas calculé. C'est juste arrivé.

Je me suis plongée dans un bain de chiffres, je me suis épanouie dans un bain d'humanité, de sourires et de soutiens.

Devenir puéricultrice

Nathalie Diakhate

Devenir puéricultrice n'était pas un projet que j'avais depuis la plus tendre enfance.

Je cerne aujourd'hui les contours d'un vrai choix. Je pense à cet engagement professionnel comme à une rupture. Je pensais à l'enseignement et subitement le métier de puéricultrice s'est imposé à moi. L'impression de courir le risque de passer à côté de quelque chose si je faisais un autre choix.

Ma marraine aimante et tant aimée a joué un rôle certain dans mon parcours. Elle était auxiliaire de puériculture à l'hôpital des enfants en dermatologie. À 6 ou 7 ans elle m'a amenée voir les prématurés dans la galerie de néonatalogie réservée aux visiteurs. Une expérience certaine. Et c'est elle, avec patience et bonté, qui prenait soin de moi lorsque j'étais hospitalisée, s'échappant de son service pour passer un moment avec moi. Et elle était parfaite.

Elle est devenue infirmière vers la trentaine, et elle parlait de son métier avec un enthousiasme jamais démenti.

Je pense aussi aux enfants qui m'entouraient dans mon enfance et présentant ce que Françoise Dolto nommait « des maladies d'éducation ». J'avais le désir de les protéger, d'être une aide, j'ai eu très tôt conscience de leur souffrance que j'envisageais comme énigmatique.

Les inégalités de naissance de toute nature m'ont très jeune révoltées.

Et j'ai voulu soigner pour faire partie de ceux qui réparent. Et je n'ai pas été déçue. Je pense avoir eu de la chance d'avoir pu être là où je voulais être. Vivre des échanges vrais, sincères, soutenants avec les parents. Reconnaître la force, le courage, l'abnégation qu'ils mettent lorsque la vie de leur enfant est en jeu. Et en conséquence ne jamais être en surplomb face à eux en respect de ce qu'ils doivent endurer.

Entrer dans une chambre, à pas de souris à l'aube pour être présente lors du réveil d'un enfant, donner du réconfort par un bain qui délasse à un bébé tendu par des douleurs, apporter du soulagement par des soins de peau… J'ai tant aimé cela.

Être là pour les enfants me portait.

Les lourdeurs de la hiérarchie, les tensions dans l'équipe, la parfois difficile conciliation entre le travail et la vie familiale ont été un poids. Je n'ai pas du tout aimé lorsque je me sentais moins disponible dans mon travail à cause de tout cela.

J'aime, je n'aime pas…

Création collective

J'aime ce métier qui écoute et qui soigne, promesse d'une rencontre.

J'aime : raconter des anecdotes aux patients au bloc opératoire, pour qu'ils s'endorment avec le sourire… et reprendre la discussion en salle de réveil, là où nous l'avions laissée.

J'aime cet instant où le visage se détend, le souffle ralentit, le corps se repose… « Ça y est : il est soulagé ! »

J'aime leur apporter un texte, une citation, une image, le titre d'un livre, le nom d'un artiste, ou l'affiche d'un film, d'une pièce de théâtre dont on a parlé juste avant qu'ils ne sombrent dans les bras de Morphée : j'appelle ça « mes prescriptions ré-animatoires et a(n)esthétiques ».

J'aime pas les trous dans la plaque de beurre,

J'aime ceux qui viennent partager leurs trous d'air,

Leurs récits mal tissés, troués, abîmés, qu'ils viennent déposer avec courage.

Je n'aime pas annoncer de mauvaises nouvelles.

J'aime pas les trous remplis des impuretés de la vie et des faux-semblants, des « comme si » et des pour « faire genre ».

J'aime pas les trous dans la plaque de beurre,

J'aime pas ceux qui font des trous dans l'âme des plus vulnérables,

Je n'aime pas les cavaliers seuls, les démissions, les silences, défenses, replis. Ils nous éloignent du collectif. Ils nous éloignent surtout du patient.

J'aime accompagner ceux aspirés par les abysses que laissent l'absence, quand la mort est venue trouer l'amour.

J'aime voir s'éclairer les yeux de ceux qui découvrent tous leurs possibles en s'échappant de leurs trous noirs conventionnels.

Je n'aime pas : garder les cheveux mouillés, les courants d'air, et l'air froid de la climatisation au bloc opératoire quand il fait 14 °C dans la salle.

J'aime pouvoir alerter, mettre de côté :

« Allez, il y a urgence : il faut y aller ! Maintenant ! »

Je n'aime pas le soleil de midi en plein été, le manque de bienveillance à l'hôpital, passer l'aspirateur, dormir avec la fenêtre ouverte, prendre la parole en public (ce qui pour moi, veut dire : dès que l'on est plus de quatre ou cinq).

J'aime ce travail d'équipe au service du singulier. Bien financé, bien pensé, bien orchestré, il sait aller jusqu'au bout de sa mission, chacun à sa place en lien avec les autres. J'aime et remercie tous les jours l'engagement de ces soignants.

Je n'aime pas deviner, à la lecture d'un dossier de soin, l'asphyxie, le manque de souffle. Je perçois l'effort, les épaules qui se soulèvent, le bruit du souffle inefficace, qui à chaque inspiration, épuise un peu plus les dernières forces… Les lèvres bleutées, le teint gris, les sueurs froides…

J'aime ce métier à plusieurs mains. Il tisse inlassablement les mailles du filet qui retient les angoisses d'abandon, comme un harnais retient la chute. Il ouvre, avec l'enfant et ses parents, le champ des possibles.

Aujourd'hui j'ai 20 ans

Noëlle Garnerone

« Cela vous fait quelque chose ? »

Nous sommes le 26 décembre et aujourd'hui j'ai 20 ans !

Aujourd'hui j'ai 20 ans… Et je pleure…

Mon chef de service, un homme sévère, un chirurgien énergique, efficace, vient de surprendre les larmes qui coulent discrètement le long de mes joues.

Je retiens un sanglot mais je perçois dans sa question de la surprise certes, mais également une curiosité bienveillante.

Il vient de constater le décès de Madame Suzanne. Madame Suzanne, 84 ans, qui vient de me faire l'affront, le jour de mes 20 ans, de quitter la scène, sans rappel !

Aussi loin que je me souvienne, j'ai toujours souhaité devenir infirmière, et, fraîchement diplômée depuis juin, il y a maintenant 6 mois que je travaille dans cette petite fourmilière, ce temple local de la chirurgie digestive.

Ici, l'équipe soignante est jeune, dynamique, parfois bruyante… Dans les couloirs, les éclats de rire chassent les disputes qui éclatent, dans l'enthousiasme général.

Travailler le week-end fait partie de cette nouvelle vie, j'y adhère complètement, et mes collègues deviennent un peu ma nouvelle famille.

Mais voici que les fêtes de fin d'année approchent et je dois travailler pour Noël ! Je viens de vous le dire, je valide le principe, il fait partie intégrante de mon métier ! Mais quand même... C'est Noël ! Pour la première fois de ma vie, je vais manquer le grand repas familial... Vous savez... Celui qui dure des heures, et qui pourtant, se vit dans chaque instant... Ce temps de partage où les aînés transmettent les secrets de famille aux plus jeunes... Ce cérémonial des cadeaux, où chacun exprime maladroitement son affection... Et puis les fameuses bûches... Celles au chocolat, celles qui crépitent dans la cheminée, et les autres... Celles qui ne se digèrent pas... Tous ces non-dits qui expriment toutes les complexités des liens et de la relation...

Aujourd'hui, j'ai 20 ans, et je viens de « louper » cette belle journée en famille, qui se termine toujours le plus tard possible, pour que mes grands-cousins soient les premiers à me souhaiter : « Joyeux anniversaire ! »

La semaine dernière, je me suis beaucoup interrogée sur : « Comment fêter Noël à l'hôpital ? »

Et puis le grand jour est arrivé !

La journée a débuté presque normalement, par les transmissions, puis le premier tour du matin, puis les soins... Juste un peu plus fatiguées, un peu plus électriques... Les décorations et le sapin ambiancent le couloir...

Tout le monde se dépêche car l'objectif est de libérer du temps pour organiser un repas de Noël, tous ensemble, dans le service!

C'est pendant la toilette de Madame Suzanne que l'idée a germé : Madame Suzanne aime chanter et nous lui donnons RDV en début d'après-midi pour un petit tour de chant autour de son lit, pour fêter Noël avec elle.

Trente et un ans se sont écoulés : j'ai oublié le visage de Madame Suzanne, j'ai même oublié son vrai nom! Mais je n'ai jamais oublié ce repas partagé en équipe, suivi de ce temps de convivialité partagé à son chevet le jour de Noël! Des chants de Noël bien sûr mais également des chants musettes...

Depuis, impossible d'entendre « AH! Le petit vin blanc » sans retrouver cette émotion positive associée à ce premier Noël à l'hôpital!

Alors, oui, cela m'a fait quelque chose... Chanter avec Madame Suzanne est toujours resté mon plus beau souvenir de Noël à l'hôpital! Cette fête si importante pour moi...

Ha! Mais j'ai oublié de vous dire : je m'appelle Noëlle!

Joli nom

Charlotte Bonnefon

Joli nom ! C'est ainsi que chacun s'exclamait à la première rencontre, quelles que soient les infimes variations des dénominations possibles, qui désignaient chaque enfant naissant, pour lequel et par lequel, quelque chose devait s'accomplir et dont inexorablement l'intervalle de la vie, courte ou longue, s'achevait par l'arrêt du souffle qui en avait marqué le commencement.

Pierre et Simone

Myriam Mercier

Tous les jours nous allons au domicile de Pierre et Simone, pour aider ce monsieur à se préparer et surveiller ses constantes.

Nous sommes trois infirmières, il entretient avec chacune une relation très différente.

Je me plais à croire que les soignants ont les patients qui leur ressemblent.

Pierre était tailleur de diamants pour les maisons Cartier et Van Cleef, Simone était mère au foyer, elle force mon admiration tant elle a supporté les humeurs de Monsieur, je la ressens comme effacée.

Pierre veut être servi et en vitesse !

Je note qu'il n'a pas du tout ce comportement avec moi, il est charmeur et met toutes les forces de sa dignité pour m'accueillir debout, élégant, prévenant, chaque fois qu'il le peut, il m'attend en m'ouvrant la porte d'entrée.

J'accepte ce jeu qui s'installe gardant toutefois une oreille sur son comportement envers son épouse Simone, je ne serai pas la caution de ses emportements.

Nous avons de grands débats sur la vie, le vin, la gastronomie, les bijoux et les diamants, le corps, la nudité et la dignité qui s'imposent aux soins. Nous rions beaucoup, nous sommes tous les deux moqueurs, le respect entre nous est inaliénable, nous rions aussi beaucoup de nous.

Ce matin en entrant je l'entends vociférer, Simone m'interpelle inquiète : « Venez vite Myriam, Pierre est coincé dans le bidet. »

J'entre dans la salle de bains, sidérée du spectacle : Pierre est « ventousé » dans le bidet les pieds en l'air, il remue ses bras dans tous les sens, et nous gâte de quelques adjectifs choisis.

Je ris, encore et encore, je ne peux rien faire, je suis débordée de ce fou rire et inefficace à souhait.

Simone me regarde et alors s'autorise à m'accompagner à rire, nous sommes face à lui, assises sur le bord de la baignoire, il y a quelque chose proche de l'absurde, telles deux bonnes femmes qui auraient terrassé l'Homme !

J'arrive enfin à l'extraire du bidet, un ovale rouge autour de ses fesses a imprimé l'aventure.

Je jette un œil aussi respectueux que possible : pas de plaies cutanées, vu les rougeurs de son intimité, je l'informe :

« Pierre vos attributs sont passés à l'ennemi, ils sont aussi rouges que le livre de Mao ! »

« Ah non, communiste jamais ! »

Un nouveau fou rire s'invite et nous le partageons, il est exténué, moi aussi.

Il voulait être autonome, maître de sa pudeur, il devenait l'un de ceux qui marqueraient ma carrière.

Nous avons partagé un verre avec Simone. Nous avons partagé, trinqué, tartiné, chacun toujours à sa place, et toujours là.

Je l'ai accompagné un bout de chemin, il est allé mourir un peu plus loin, pour ne pas être vu il trouvait sa moche, délicat jusqu'à l'ultime.

Je ne suis pas allée le voir au salon funéraire, j'avais promis.

À ses obsèques civiles, j'ai souri malgré tout, de ce qui le garde si vivant à ma mémoire, et à mon cœur.

Mon cher Pierre, nous nous sommes accompagnés, de vous j'ai appris que le cadre ou la distance soignante n'est pas affaire de théorie, seulement de lien qui se taille comme un diamant.

Vous restez mon éclaireur de réverbères, merci Pierre.

Patient je m'étonne
Appel je m'interroge
Silence j'observe
Douleur j'explore
Couloirs je fuis
Réunion je soupire
Équipe je partage
Peur je me raisonne
Solutions je mobilise
Mort je pense

Vie j'aime
Nuit je défibrille
Ascenseur je m'arrête
Flash je respire
Mots j'entends
Aiguille j'impose
Sang je tremble
Humanité je veux
Peinture je blesse
Solitude j'accompagne

Parents je me souviens,
Bébé je me souviens,
Apprentissage je partage
Fenêtre j'angoisse
Bruit je chante
Carnets je divague
Crayons je raconte
Mort je revis
Deuil je chemine
Voyages je m'engage

Hôpital je vis
Violence je reçois
Transformation j'essaie
Lumière j'aperçois
Naissance je te guette
Patience je demande
Berceau je satisfais
Enfant je réconforte
Silence je t'appelle
Peau je caresse

Pulsation je transpire
Fenêtre je traverse
Sirène je murmure
Douleur je fuis
Crise je subis
Colère je brûle
Sonnette je vibre
Souffrance je devine
Médoc je donne
Regard je cherche

Rires j'entends
Couloir je guette
Parole j'espère
Main je caresse
Solitude je vis
Joie j'abandonne
Regard je trouve
Histoire je trace
Soulagement j'attends
Mains je donne

Jardin je m'abandonne
Lecture je vibre
Mains je vous tiens
Bras je me repose
Rencontre je brille
Couleurs je scintille
Comptoir j'écoute
Assise je t'attends
Repos je déguste
Campagne je revis

Maladie je soigne
Malade je parle
Pied je prends
Rires j'entends
Sourire j'accueille
Douleur je quitte
Amour je rêve
Chambre je vais
Rencontre je vis
Mots je dis

L'atelier – un lieu où s'élabore un soin du commun

Une rencontre

« Hôpital sensible » est la première résidence que la chaire Médecine narrative – Hospitalité en santé a accueillie ; une résidence, c'est d'abord une rencontre comme l'explique Eduardo Berti dans sa préface. Une rencontre avec une personne et une rencontre avec un projet. Mais pourquoi précisément la rencontre d'Eduardo Berti et sa proposition de résidence ont-elles relevé de l'évidence quant au choix de cette première collaboration avec un artiste ?

Le parcours tracé au CHU de Rouen, puis restitué dans *Une présence idéale*, ne pouvait évidemment nous laisser indifférents : tisser au sein d'un service de soins palliatifs ce fin maillage narratif résonnait avec les enjeux portés par la chaire. Mais, il nous semblait aussi que le travail mené par Eduardo dans le cadre de l'Oulipo (Ouvroir de littérature potentielle) ait étonnement facilité sa compréhension de la médecine narrative : n'ayant jamais pratiqué la médecine narrative, il savait. Si cet aspect n'est pas appréhendé dans le contexte anglophone de la discipline, des liens rapprochent l'Oulipo et la médecine narrative. L'écriture, de part et d'autre, est saisie à travers la contrainte qui encadre et accompagne la pratique. Dans le cadre de l'Oulipo, sciences et littérature sont en dialogue non seulement dans le propos mais plus encore dans la méthode, dans la syntaxe, véritable pensée de la langue. Enfin et surtout, une attention à la forme est centrale dans le processus ; il s'agit d'y trouver une plus-value sémantique : la forme façonne le sens. Ainsi ce dialogue entre Oulipo et médecine narrative nous semblait bienvenu et fertile, et l'expérimentation engagée pendant ces quelques mois n'en a que confirmé l'hypothèse. À cela s'ajoute bien sûr la figure tutélaire de Georges Perec qui, dans son parcours au sein de l'Ouvroir de littérature potentielle, n'a cessé de questionner le lieu, les espaces. Lancer une résidence sur l'hôpital comme lieu sensible, avec Eduardo Berti, membre de l'Oulipo, avait donc tout son sens puisque ce qu'Eduardo a tissé durant ces quelques mois n'est autre qu'une espèce d'espace : un espace d'atelier, par une culture de l'atelier, à la fois dans sa rencontre avec les soignants sur leur lieu de travail, et dans le travail mis en œuvre sur le lieu.

Un *espace d'atelier*

D'où vient l'atelier ? Eduardo a précédemment évoqué cette question et l'Amérique latine a joué un rôle majeur dans la diffusion de cette culture de l'écriture en atelier. Mais de façon plus globale, la culture de l'atelier se situe au croisement des sciences de l'éducation, de l'industrie et de l'artisanat, il est au cœur des pratiques artistiques puisque les écoles s'identifient autour d'un atelier, bien plus qu'à partir d'un nom. Associé à une pratique, il engage à la fois un art manuel, un savoir de la main (Richard Sennett) et un apprentissage par les pairs qui inclut d'emblée celui qui pratique dans un collectif. Une communauté s'y crée et un commun s'élabore qui questionnent la place de l'individu dans le groupe. Le second Bauhaus s'est illustré par le retranchement de l'individu pour valoriser le geste collectif. La culture de l'atelier ouvre un espace où chacun a sa place au sein d'un groupe qui crée un commun. Je me souviens d'une conversation avec Eduardo, à Bordeaux, où il me racontait combien la culture de l'atelier était commune, courante en Argentine ; nous étions en terrasse et il échafaudait ce qui se jouait dans ces espaces : cela relevait d'un travail artistique mais en même temps s'y déployait un esprit, une forme politiques. Comme le souligne Anne-Marie Petitjean (« La littéraure par l'expérience de création », *Presses universitaires de Vincennes*, 2023), l'atelier est une agora et « une pluralité de voix accompagne une pluralité de projets au sein d'un échange polyphonique, voire dissonant » (Caffari Marie, Johanne Mohs, « Écritures contemporaines et processus dialogiques », *A contrario*, 2018). Il y a là un espace politique ouvert à des publics divers, mais plus encore un espace d'émancipation et non d'éducation où l'on retrouve aussi l'esprit de Jacotot et « l'égalité des intelligences » dont rend compte Jacques Rancière dans *Le Maître ignorant*.

Atelier – Atelire – A te lier

Les ateliers d'écriture portent ce souffle égalitaire et libertaire puisque chacun est reconnu comme détenteur d'un savoir qu'il peut exprimer au même titre que son voisin : la reconnaissance de ce savoir et d'une expérience commune sont fondatrices. C'est aussi l'esprit des ateliers de médecine narrative puisque le cadre posé en amont précise que non seulement il n'y a pas de but à atteindre mais que le jugement sur soi et sur les autres n'a pas droit de cité. Chacun vient comme il est. Il s'agit de retrouver un plaisir de la littérature, un plaisir du texte (Roland Barthes), un plaisir de lecture – et la lecture littéraire est au centre de la méthode de la médecine narrative :

> Si (et seulement si) nous consentons à ne pas traiter l'œuvre d'art comme objet d'étude, mais si nous acceptons l'idée que cette œuvre fait appel à notre capacité de reconnaissance et d'accueil, nous nous apercevons que, à l'instar des confidences, d'un parent ou d'un ami, le sens de cette œuvre est remis à nos soins. Cela ne veut certes pas dire que ce sens nous serait donné une fois pour toutes, dans sa parfaite transparence. Il est simplement « remis à nos soins ». À nos soins : c'est à nous qu'il incombe d'écouter, de méditer ce sens, de le cerner, d'y découvrir, au cours du temps, des échos qui nous ont peut-être échappé. Mais il nous est remis – en anglais, on dit in trust, en confiance – et nous en sommes, d'une certaine manière, responsables. Le méconnaître ressemblerait étrangement à un abus de confiance (Thomas Pavel,

Comment écouter la littérature, Collège de France/Fayard, 2006, p. 39-40).

C'est en retrouvant la joie et le plaisir du texte que l'atelier s'ouvre au soin : au soin du texte, au soin de la pratique d'écriture et au soin de soi. Telle une pratique de soi (Michel Foucault), la lecture, l'écriture en atelier, c'est découvrir un soin autre par la pratique de la littérature : une responsabilité nous lie à l'altérité de la chose écrite, et par là même, à l'autre par la chose écrite. Le commun qui s'élabore dans l'atelier est une forme de soin, soin de soi et soin de l'autre qui passe par une *poïèsis*, une langue littéraire qui se façonne à la main : Emmanuelle, Véronique, Mériem et Myriam, Laurence, Charlotte, Noëlle et Natividad, soignantes dans l'atelier d'Eduardo, ne disaient pas autre chose. « Réflexion active » pour Eduardo.

La confiance en la parole de l'autre, échafaudée dans l'écriture, pendant l'atelier, permettait à chacune de réinvestir ensuite, ce commun poïétique, dans un contexte professionnel. Le dispositif de l'atelier invite les équipes soignantes à faire et penser, par soi-même et ensemble. On s'inscrit de plain-pied dans ce que Cynthia Fleury nomme les « Proofs of care » où liberté d'usage et droit à l'expérimentation sont des maîtres-mots. C'est pour les soignants la possibilité de réintroduire du temps long dans l'urgence du quotidien hospitalier, dans ce temps liquide que l'on ne parvient plus à saisir (Hartmut Rosa). C'est un compagnonnage qui se manifeste par un faire-ensemble autrement, par un autre mode d'être-soignant, où l'on fait en se faisant (Cynthia

Fleury, Antoine Fenoglio, *Éthique et design. Pour un climat de soin*, PUF, 2024), dans un chiasme qui n'est pas sans rappeler le touché-touchant de Merleau-Ponty.

L'atelier, un lieu du prendre soin de soi à l'hôpital

L'atelier apparaît ainsi comme « un lieu au travail, où les trans-faire opèrent » (Cynthia Fleury, Antoine Fenoglio, *Éthique et design. Pour un climat de soin*, PUF, 2024, p. 20), il renouvelle le prendre soin de soi par une attention portée de prime abord au soignant.

N'y aurait-il pas là un modèle d'organisation pour les équipes soignantes ? L'hôpital qui se rapproche tant d'un modèle gestionnaire, d'une structure industrielle – la T2A (tarification à l'activité) a scellé cette orientation, on le sait – a besoin d'un modèle opératoire fondé sur le soin – du soin de soi jusqu'à l'institution. Plutôt que de simplement produire du soin, faire et penser un soin du commun. Telle est la tâche des Humanités en santé sur le terrain hospitalier. Alors pourquoi ne pas reprendre aussi à l'industrie la cellule de l'atelier ? Refaire du commun à travers l'unité-atelier, appréhender une clinique du soin à l'échelle de ce dispositif éthopoïétique, et concevoir le service par le prisme d'une culture d'atelier.

Le cœur de l'hôpital sensible ne serait-il pas dans l'atelier ?

Isabelle Galichon
Avril 2024.

Remerciements

Que soient remercié.e.s…

Benoît Richter pour l'accompagnement des soignantes-artistes lors de la mise en voix de leur texte !

L'équipe du festival FACTS, Anne, Hector & Lou, Steevie pour ses photos, ainsi que l'Université de Bordeaux, pour leur soutien, leur écoute et l'aide qu'ils ont apportée au projet !

Le CHU de Bordeaux qui a accueilli ce terrain dans le cadre du projet « L'hôpital, un lieu sensible », son service culture avec Céline Milleron ainsi que la Médiathèque de l'Hôpital Pellegrin !

L'équipe de la Maison des Sciences de l'Homme de Bordeaux et Maxime en particulier pour leur engagement à nos côtés !

Léa Maarouf-Delannoy qui a retranscrit les entretiens et proposé une analyse au cœur de sa pratique, la sociologie !

Table des matières

Ci-dessus : L'intégralité des podcasts.
Hôpital sensible : tendre l'oreille
aux récits des soignants.

Composition : Le Bord de L'eau éditions

Cet ouvrage a été achevé d'imprimer en août 2024
pour le compte des éditions Le Bord de L'eau
par Présence graphique (37260 Monts).

Dépôt légal : Septembre 2024. N° d'impression : 082479316

Imprimé en France